LA LEY DE LA ATRACCIÓN

DESCUBRE CÓMO VIVIR EN EL AHORA,
DESARROLLA TU ESPIRITUALIDAD Y CREA
ABUNDANCIA USANDO EL PODER DE LA
MANIFESTACIÓN

LITA GORDILLO

Copyright 2019 - Todos los derechos reservados.

El contenido de este libro no puede reproducirse, duplicarse o transmitirse sin el permiso directo por escrito del autor o el editor.

Bajo ninguna circunstancia se atribuirá culpabilidad ni se responsabilizará legalmente al editor ni al autor de ningún daño, reparación o pérdida monetaria debido a la información contenida en este libro. Ya sea directa o indirectamente

Aviso Legal:

Este libro está protegido por los derechos de autor. Este libro es únicamente para uso personal. No se podrá enmendar, distribuir, vender, usar, mencionar o parafrasear cualquier parte o contenido de este libro, sin el consentimiento del autor o editorial.

Aviso de exención de responsabilidad:

Favor de notar que la información contenida en este documento es solo para fines educativos y de entretenimiento. Todo el esfuerzo fue hecho para presentar información precisa, actualizada y completa. Ningún tipo de garantía viene declarada o implícita. Los lectores reconocen que el autor no está comprometido en presentar consejos legales, de tipo financieros, médicos, ni profesionales. El contenido de este libro ha sido obtenido de diversas fuentes. Favor de consultar a un profesional antes de intentar realizar cualquiera de las técnicas descritas en este libro.

Al leer este documento, el lector acepta que bajo ninguna circunstancia el autor es responsable de las pérdidas, directas o indirectas, que ocurran como resultado del uso de la información contenida en este documento, incluidos, entre otros, - errores, omisiones o inexactitudes.

ÍNDICE

Introducción — vii

1. Aspectos básicos de la Ley de la atracción — 1
2. El poder de tus pensamientos — 7
3. Atraes lo que eres, no lo que quieres — 23
4. ¿Para qué puede usarse la ley de la atracción? — 29
5. Pasos para aplicar la ley de la atracción — 39
6. Consejos prácticos para aprovechar al máximo la ley de la atracción — 47
7. Herramientas para aplicar la ley de la atracción — 61

Conclusión — 65

INTRODUCCIÓN

Que todas las bendiciones del universo te arropen y te llenen de prosperidad y abundancia.

Gracias por estar aquí. Quiero abrir tu panorama, para que descubras los cambios que puedes lograr si activas la ley de atracción en tu vida.

El poder de la atracción está en ti, según la Ley de Atracción, cuando pones un deseo en algo, y lo haces con la claridad suficiente, puedes conectarte con tus propios deseos y crearlo antes de que exista materialmente.

La Ley de Atracción es una sincronía entre el deseo y tus pensamientos, provoca que se unan como si fueran imanes y llega todo eso que deseas.

Es por ello que el éxito y la prosperidad, llegan por medio de la atracción y todo gracias a que se reprograman los pensamientos. La ley de atracción se cumple así no lo quieras. Si tienes en tu mente pensamientos de derrota, miseria y escasez, eso es lo que llegará.

Este trabajo lo escribí para ti, para que cambies los pensamientos negativos y pensamientos derrotistas, por unos donde te comprometas a pensar en positivo, atrayendo prosperidad, abundancia, amor, riqueza y felicidad.

A partir de allí vas a poder crear los deseos más grandes que tengas y conquistarás las metas que te propongas.

El universo va a traer y materializar todo lo que desees por medio del poder de la atracción.

Antes de que pases conmigo al primer capítulo y conozcas a fondo lo que es la Ley de Atracción, las maneras de activarla y todas las herramientas para que tu vida cambie para siempre, te quiero mostrar lo siguiente:

Todas las cosas son nuevas, el momento que vives es novedad, la línea siguiente que vas a ver es nueva, y de la mano van los sentimientos, a cada momento estás construyendo nuevos pensamientos, ellos son fundamentales porque construyen tu realidad.

Partiendo de allí, te pido que asumas el compromiso para contigo mismo de tener pensamientos positivos, llenos de amor y que los visualices con la Sustancia Divina y Creativa.

Asimismo te quiero pedir que dejes atrás esos pensamientos negativos que llegan o habitan en tu mente, ten nuevos pensamientos de fe, que sean distintos a esos que moran en tu mente ahora.

Por ejemplo, pensamientos de este tipo:

Me duele la cabeza, siempre me siento cansado y los huesos a toda hora están adoloridos, parezco un viejo, que lleguen las vacaciones para echarme a descansar y no hacer más nada.

Aunque te sientas cansado, debes pensar de esta manera:

Estoy sano, soy esencia de Dios y mi ADN es Divino. Trabajo mucho, pero soy sano y fuerte, hay salud en mí, soy joven y vital, ya me tomaré las vacaciones para potenciarme más, pero ahora mismo soy un ser de luz e irradio felicidad porque eso hay en mi interior.

Todo esto se oye muy poético y de seguro te preguntarás cómo pensar de esta manera si sientes que no vales nada por el inmenso cansancio que arrastras.

No te preocupes, me he propuesto tomarte de la mano y mostrarte esta ley universal, quiero que al final cambies ese pensamiento y atraigas todas las energías positivas a ti.

De nuevo bienvenido al poder de la Ley de Atracción y gracias por acompañarme, pasa y descubre esta gran herramienta que transformará tu vida.

1

ASPECTOS BÁSICOS DE LA LEY DE LA ATRACCIÓN

Lo que pienses es lo que serás, lo que sientes es lo que atraerás, y lo que imagines es lo que crearás.

Es algo simple. Se puede decir que la Ley de Atracción establece que poseemos el poder de influir en los eventos y circunstancias de la vida.

¿Qué es la Ley de la atracción?

La Ley de Atracción es el secreto para lograr lo que quieras en tu vida. Los pensamientos son energía y vibran a una velocidad en función de la intensidad emocional que tengan.

Entre más temeroso o excitado estés, más rápido se van a irradiar los pensamientos hacia ti y atraerán a tu alrededor personas y situaciones relacionadas con ese tipo de emoción.

Es esencial para comprender la condición humana y es la confirmación de que eres un imán viviente. Así llegan a tu vida las personas y las situaciones que tengan armonía con los pensamientos que te recorren.

¿Has oído la frase de que las almas gemelas se atraen?

Es cierto.

Todo lo que tienes en este momento en tu vida, lo has atraído por el tipo de persona que eres y especialmente por la manera en la que piensas.

No te puedes salvar de la ley de atracción, es como la ley de gravedad.

Los pensamientos que son dominantes los puedes cambiar por medio de ejercicios mentales, puedes diseñar una disciplina que enfoque tus pensamientos hacia lo que te interesa a la vez que rehúsas los que no te convengan.

Una persona que aplica la Ley de Atracción de una manera positiva, dice que tiene suerte. Es una manera que usan para describir a esas personas que visualizan los deseos que tienen y los ponen en marcha de manera positiva y tienen esta actitud hasta conseguirlo y continúan así para ir por más.

Importancia de la Ley de la Atracción

La mayoría de las personas atraen de manera automática las cosas. Piensan que no tienen ningún control, los pensamientos y los sentimientos se mantienen en modo automático y llegan por defecto.

Nadie atrae nada que no tenga deseos de atraer. Es imposible controlar los pensamientos. Los científicos dicen que tenemos unos sesenta mil pensamientos al día, es una inmensa cantidad, intentar controlarlos todos es algo agotador.

Pero no hay que controlar precisamente los pensamientos, sino los sentimientos. Ellos ayudan a saber lo que estamos pensando.

Los sentimientos son muy importantes, representan una herramienta para ayudarnos a crear la vida. Los pensamientos son la causa de todo. Todo lo que vemos y experimentamos en este mundo tiene un efecto y esto incluye a los sentimientos, aunque la causa siempre son los pensamientos.

Los sentimientos dicen rápidamente lo que pensamos, mira los sentimientos cuando pasas por una mala racha, de repente recibiste unas noticias malas. En tu plexo solar o estómago se desata una sensación inmediata. Los sentimientos se sienten instantáneamente y son una señal para saber lo que piensas.

Hay dos tipos de sentimientos: los buenos y los malos, la diferencia es que unos te hacen sentir bien y otros mal.

Tener depresión, resentimiento, culpa, son sentimientos que reducen tu fuerza, son malos sentimientos.

Nadie te puede decir si te sientes bien o mal, eres el único que puede saber cómo te sientes en un determinado momento. Si no estás seguro de tus sentimientos te tienes que preguntar: ¿Cómo me siento? Te puedes detener un momento cada día y repetir esta pregunta, así sabrás cómo te sientes y si esa emoción que tienes no es de tu agrado, trabajar en mejorarla.

Ten esto muy en cuenta: es imposible sentirse mal y tener buenos pensamientos, es algo que desafía la Ley, porque los pensamientos son los que provocan los sentimientos que te hacen sentir mal.

Beneficios de la Ley de la atracción

Cuando utilizas la Ley de Atracción correctamente, logras cualquier propósito.

La Ley de Atracción funciona en base al estado mental, esto quiere decir que es necesario tener consolidada ciertas creencias para poder atraer circunstancias acordes.

Cada acto va alimentando el ego y así se tiene una frecuencia especial, entonces el universo sigue las ideas, dicho de una manera más adecuada, creamos el mundo de acuerdo a lo que creemos.

Con tristeza he escuchado a personas decir que no tienen oportunidades. Comprende esto: las oportunidades se crean en tu mente, puedes colocar la Ley de Atracción y todo su poder para que pienses que "mañana lograrás cerrar un negocio millonario" y luego esto ocurre.

Es una posibilidad que existe, no es tan fácil, pero es factible. Los cambios suceden porque se requiere la energía para hacerlo, las oportunidades surgen en la medida en la que una persona tiene la disposición a luchar con constancia, espíritu de sacrificio y determinación, haciéndolo cada día, hasta conseguir respuestas que sean satisfactorias.

El trabajo lleva a la fe y así se ve que aquello que se esperaba con fe se puede realizar.

La Ley de Atracción provoca que las condiciones se vayan acomodando poco a poco de acuerdo a los cambios que haces.

Los secretos que tiene el poder de la mente son increíbles, para poderlos ver es indispensable que se busquen las respuestas de manera continua y que trabajemos en mejorar el tipo de pensamientos. Es la única manera que existe para construir el éxito sin límites.

2

EL PODER DE TUS PENSAMIENTOS

Cuán diferente sería nuestra vida si desde pequeños nos hubieran inculcado la importancia de los pensamientos y que si pensáramos de una manera saludable de inmediato cambiarían nuestras emociones.

Muchas personas siguen caminos trazados por otros, con las mismas costumbres, ideas, son tradicionales en lo que consideran correcto y les da seguridad.

Pero también me hincha el corazón ver a personas que se salen de la vía normal, se arriesgan a hacer algo que sea original y completamente distinto, personas normales pero con actitudes especiales que logran cosas increíbles.

No tienen nada que tú y yo no tengamos, a lo mejor tienen más valor, más creatividad o la certeza de que los pensamientos crean sus vidas.

Los pensamientos son energía

El pensamiento es la parte más sutil de la energía que tiene que ver con nosotros. Igual que la palabra es más sutil que los actos que realizamos, el pensamiento es más sutil que la palabra, para imaginarlo mejor, se asemeja más a lo: sólido, líquido y gaseoso, uno es más sutil que el otro.

Todo es energía, se dice que cada átomo es energía. De acuerdo a las ondas que transmitan tus pensamientos creas el bien o el mal.

Todo viene de la misma fuente de energía fundamental.

El pensamiento es energía. Trabaja por medio de ondas, todo pasa por nuestro pensamiento antes de ser creado, por tanto donde se ponen los pensamientos, la intención, ahí es donde se está creando.

El primer instinto de la Realidad Suprema, para la creación de todo lo que se puede ver alrededor y compone el universo, fue precisamente la creación de un pensamiento y desde esa base se crearon los planos que basan toda nuestra existencia.

En el momento en el que comprendes que el poder de tu mente es infinito, que todo lo que creas por medio del pensamiento comienza a hacerse responsable de tu existencia, comienzas a darte cuenta de que eres lo que piensas.

Diriges y actúas tu propia vida de acuerdo a tu alta o baja energía, que no son más que los pensamientos creadores y partiendo de allí, lo que piensas es lo que eres y así te vas haciendo, creando.

Es por esta razón que se puede cambiar la personalidad, las circunstancias del entorno. Esos acontecimientos que parece que no tienen nada que ver contigo y no dependen de ti, son totalmente modificables con la ayuda de los pensamientos. Toda energía transforma tu entorno correspondiente.

Cuando concentras la fuerza de tus pensamientos en un objetivo determinado, antes o después lo alcanzarás. De la nada no puedes esperar que salga algo, es la ley de la naturaleza. Si no haces nada no puedes esperar algo a cambio.

Cada acción da lugar a una reacción. La energía no se

pierde en el universo, se transforma. La nada no existe, donde antes se pensaba que no había nada, se descubrió que hay campos de torsión, que son campos de información y proceden del Todo Absoluto Nada-Absoluto, principio y fin de toda la existencia.

Cada pensamiento cuando pasa a ser acción produce una cadena de acontecimientos que causará una afectación en todo el entorno.

La vida no pone problemas y dificultades, es la ignorancia, el modo inconsciente en el que se vive. Tú creas tu realidad.

Tienes que entender que todo lo necesario para poder triunfar en la vida lo llevas en ti. La ciencia ha demostrado sin duda alguna que el ser humano utiliza solo una parte pequeña de su infinita capacidad innata, es decir apenas el 10% de sus capacidades y posibilidades totales.

Es increíble ver las altas metas que tiene un pensamiento entrenado, así como la conducta coherente que puede alcanzar el control mental y la meditación con una visualización creativa.

La fe mueve montañas, no es un refrán más del lenguaje popular, es una realidad que todos tienen la capacidad de alcanzar.

Ya sabes entonces, que el pensamiento es energía y la energía la adquieres con el conocimiento adquirido a lo largo de tu evolución.

Eres lo que piensas de ti

Otra frase del lenguaje popular es "Tu pensamiento crea tu realidad". Muchos desconocen lo que significa realmente.

Imagina esto: vives en una ciudad donde la mayoría de las personas son pesimistas y hablan siempre con un deje destructivo. Cuando se cruzan contigo se quejan del mundo, de paso te recuerdan los errores que has cometido y lo hacen con desprecio, te dicen que eres un ser detestable y un mediocre que no logrará nada en su vida.

¿Te gustaría mudarte a esta ciudad?

Si vivieras allí, aunque intentes no dejarte contagiar, al final comenzarás a criticar y a ser una persona con la misma mala energía de ellos. Serás uno más.

La mente funciona así. Los habitantes son los pensamientos. Cuando los habitantes expresan paz interior, alegría, calma, eso es lo que experimentarás, si son iracundos, desesperados, rencorosos, esa será tu realidad interior.

El pensamiento es el producto de tu mente consciente que se manifiesta en la voz interior. Puedes dirigir de manera voluntaria la consciencia hacia un pensamiento u otro de forma directa o indirecta.

Haz esta prueba: piensa en un momento que te parezca feliz de tu pasado reciente, cuando lo tengas, fíjate en la sensación que sientes al recordarlo.

Ahora piensa en un momento triste… ¿Qué prefieres? ¿Crear pensamientos agradables como el primero o pensamientos negativos como el segundo?

Tú eliges.

La Consciencia Errante

Muchas personas dejan fluir su mente de forma libre. Esto causa que los pensamientos sean como barcos de vela que se dejan llevar por el viento.

A lo mejor llegan a una playa paradisiaca o pueden acabar en el Triángulo de las Bermudas con una tormenta terrible. Si dejas a los pensamientos guiados por las circunstancias del exterior, sin filtro alguno o control del estado, dependerán de las circunstancias del exterior.

Cuando te deprimes es porque dedicas mucho tiempo a pensar en las cosas negativas de tu vida. Si eres ansioso es porque dedicas mucho tiempo a pensar en cosas que te dan miedo. Si centras los pensamientos en lo negativo, vas a crear emociones como la culpa, el odio, rencor, celos, desconfianza y envidia, entre otras emociones desagradables. A mí no me gustan este tipo de emociones, ¿a ti si?

Controlar la mente consciente está en tus manos, tienes que reclamar la propiedad de los pensamientos. Si quieres ser feliz, ganar más dinero, tener mejor salud y una buena relación de pareja, entonces tienes que alinear los pensamientos con los deseos. Tienes que asumir la responsabilidad de lo que pasa por tu mente.

Si quieres ganar más dinero, por ejemplo, pero no dejas de pensar en lo mal que salen las cosas, en la miseria que vives, estás centrando los pensamientos en el lado negativo, es un saboteo que te haces a ti mismo.

Eres tu peor enemigo.

Si te concentras en lo que quieres vas a poder alcanzarlo.

Tu realidad depende de lo que piensas

En un estudio realizado, se entrevistaron a 3500

personas a lo largo de varios años y se les preguntó a cada uno: ¿En qué piensas ahora mismo?

De las 3500 personas, las que ganaban más dinero y eran más exitosas tenían la certeza de lo que querían y cómo lo iban a conseguir.

Eran personas que tenían alineada su mente con sus metas. Tú puedes hacerlo también, para ello te propongo lo siguiente:

Pensamiento optimista

Si centras tu mente en pensar cosas positivas, vas a despertar una reacción positiva en ti. Ser optimista es fácil, es preguntarse a cada momento algo como esto: ¿Cuál es la parte positiva de esto? ¿Qué puedo aprender de esta situación?

Cada día lo puedes empezar de manera positiva, dedicando unos minutos luego de levantarte, a pensar en cosas positivas, a ejercitar esos pensamientos y luego a dar las gracias por lo que tienes en el entorno.

Céntrate en tus objetivos

Puedes hacer que tus pensamientos creen el estado óptimo para conseguir los que quieras. Si te dispones a trabajar, prepara la mente para la productividad, si vas a relajarte, busca pensamientos que te den paz interior.

Esto se puede aplicar a cualquier área de tu vida, así sea pequeña o grande.

Puedes centrar los pensamientos en los objetivos respecto a tu salud, amistades, familia, pareja, ocio o desarrollo personal.

Ten claridad en lo que quieres y además si puedes, escríbelo, tienes que tener los objetivos por escrito, esto te permite leerlos en cualquier momento en el que tu mente pierda enfoque.

Por ejemplo: estás en una reunión festejando, ¿cuál es tu objetivo? Conocer nuevas personas. Ahora profundiza en el objetivo, imagina que te presentas a distintas personas, hablas, imaginas lo que hablas en un tono amistoso. Todo lo que haces muestra cordialidad, y tu cara es de deseo de hacer amigos. De este modo la mente se alinea con tu objetivo.

Otra estrategia que te recomiendo es que leas tu lista de objetivos diarios, hazlo por la mañana, empieza a hacerlo de manera productiva, céntrate en las cosas más importantes, así tu mente irá a donde quieres ir.

Eres lo que piensas, no lo olvides. Los pensamientos

crean tu realidad. Dile a esos pensamientos lo que quieres y ellos te van a enseñar el camino.

Creencias limitantes Vs. Afirmaciones potenciadoras

Las creencias limitantes

Las creencias limitantes son una percepción de la realidad que impiden tu crecimiento, el desarrollarte como persona y alcanzar todas las cosas que te ilusionan.

Lo que piensas no es cierto en el mundo exterior, pero en tu mente sí. Eso es lo que vale, puede ser algo que viviste de pequeño o es algo con lo que hayas convivido desde hace algún tiempo a través de una experiencia o de una opinión.

Cuando cambies las creencias y la actitud, cambiará todo a tu alrededor.

Cuando crees que no puedes, ya el cerebro lo predispone para eso, en el fondo también hay una gran parte de miedo por lo que pueda pasar, ya estás visualizando el futuro desde el lado de la catástrofe, de que todo te va a salir mal y no en que todo puede salirte bien.

Las creencias limitantes las consigues en:

La búsqueda de un empleo:

- No voy a conseguir ese trabajo ni ningún otro que sea valioso.
- De seguro hay veinte candidatos mejor que yo. Escogerán a otro, yo no califico.
- Es imposible que encuentre trabajo, pero si lo encuentro de seguro no me gustará o me pagarán una miseria.
- Ese trabajo de seguro no lo sabré hacer, mejor busco algo con una categoría menor a esto que hago. Si abro este negocio nuevo a lo mejor me irá mal, no tengo suerte nunca.

Una promoción laboral:

- No soy tan bueno como para que me den ese ascenso.
- No valgo tanto ni estoy preparado para esa candidatura, no creo que dé la talla.
- No merezco un aumento de sueldo, cualquiera de mis compañeros son mejores que yo.

Buscando pareja:

- Nadie se va a fijar en mí, mejor evito hacer el ridículo.
- Mejor no voy a fiestas, me la pasaré mal.
- No tengo nada que pueda ser atractivo para otra persona.
- Todas las chicas que pienso que valen la pena solo se fijan en chicos guapos, pero en mí, jamás.

Y así… pensamiento malo tras pensamiento malo. Se te va la vida en eso.

Creencias potenciadoras

Contrario al punto anterior, con las creencias potenciadoras puedes abrirte camino. Todos tenemos esa capacidad para razonar y prestar atención a nuestros pensamientos.

En nuestra mente se forman planes que queremos alcanzar. También tenemos las palabras que vamos a decir y las acciones que llevaremos a cabo.

Puede que no estés consciente de eso, pero es así. Por eso tienes que tener cuidado de los pensamientos que tienes. Así también con los que dejas que se instalen y se conviertan en el día a día.

El lenguaje crea y sin pensamiento no hay lenguaje.

Desde que se es un niño, tanto en la escuela como en los hogares se nos enseña que debemos cuidar el cuerpo, mantenerlo aseado. Pero la mente no es algo que se trate mucho, salvo en esas familias afortunadas donde se aborda el tema.

La mente tiene un lugar importante y de ella se derivan muchas cosas, por ello es clave que la mente se entrene y eduque para que de esta manera se pueda tener una actitud mental positiva que te lleve a las metas de una mejor manera.

A lo mejor sin tener este tipo de actitud mental, puedes lograr muchas cosas. Pero esto es más complicado, eso te lo puedo asegurar.

Nuestras acciones se conforman por un conjunto de pensamientos. Tienes que permitirte el tiempo a examinar cuáles son las cosas que pasan por tu mente.

Entre la gran cantidad de pensamientos que pasan por tu cabeza a diario, hay dos grupos que deben tomarse en cuenta: son las creencias limitantes tratadas en el punto anterior y las creencias potenciadoras.

No permitas que las creencias limitantes te frenen en el crecimiento, tienes que actuar en base a ellas.

Quiero desde mi amor obsequiarte esto:

Creencias potenciadoras

- Todos los cambios son positivos.
- Merezco ser amado.
- Cada caída es una oportunidad para demostrar que me puedo levantar.
- El trabajo, el esfuerzo y la energía hace posible todo.
- Las dificultades me fortalecen.
- Tengo la capacidad para lograr lo que me propongo.
- Cada fracaso es una oportunidad para aprender.
- Tengo la capacidad para mejorar en todos los aspectos de mi vida.
- El universo solo pone pruebas para que yo las supere siempre.
- La felicidad la puedo alcanzar fácilmente.
- Tengo un potencial infinito.
- Mis virtudes y defectos me hacen un ser especial y único.
- Puedo hacer que sucedan las cosas.
- Todos venimos a disfrutar.
- Yo defino quién soy y mis límites.

Cada una de las anteriores frases pueden ser estímulos o motivaciones que puedes usar para tomar cuando las necesites.

Tienes que interiorizarlas hasta el punto donde las creas totalmente y sean parte de tu conversación diaria.

Al momento de creer en las cosas, actúas en base a ellas porque desde tu punto de vista son reales.

No importa si una persona dice que no tienen sentido o quieren imponer sus ideas y creencias limitantes, mientras tengas tú la convicción, es suficiente.

Mantente fiel a las ganas de entrenar tu mente para lograr los grandes objetivos que tengas planeados y ponle atención a lo que por diversas razones no se identifique con tu manera de pensar.

ATRAES LO QUE ERES, NO LO QUE QUIERES

De todas las leyes universales, la Ley de Atracción tiene un sentido especial para mí, es porque la conozco y sé lo que es capaz de producir en mi vida.

Es una Ley que postula que atraemos y proyectamos a personas y situaciones a nuestra vida, que están en armonía con nuestros pensamientos y sentimientos.

Todo lo atraído a lo largo de nuestra vida lo hemos hecho por la manera en la que pensamos, al leer esto puede que me refutes:

¿Entonces yo atraje a mi ex, el infiel?

No es eso. Tú puedes tener unos valores sólidos

sobre la fidelidad y esperas tener una pareja que coincida contigo en esto, pero también puedes vivir con la preocupación de que la pareja te va a engañar y vives con un control, con desconfianza, incluso lo haces en silencio, sin decirlo a nadie, pero presente en tus pensamientos, creando esa energía, allí estás atrayéndolo…

Trabaja en tu mentalidad

Trabajar con tu mentalidad, significa que vas a ir conociendo lo que tienes dentro de la psique. En tus pensamientos y cabeza se lleva a cabo una lucha de dos fuerzas que pueden llamarse bien o mal, el deber y el placer. Es una lucha en donde interviene el consciente e inconsciente.

En el área consciente se reflejan las actividades que no te das cuenta que suceden y tienen una explicación clara.

El nivel consciente opera por medio de la lógica, da el sentido del deber: "tienes que hacer esto", "Tienes que hacer lo otro", "tienes que lograr tal cosa".

El inconsciente por su parte, determina el 90% de tu comportamiento. El inconsciente es algo que dominamos poco, pero puede decirse que tenemos que hacer un gran trabajo psicológico para poder dominar esos pensamientos y sensaciones hacia lo que queremos en realidad.

Por lo tanto, el nivel inconsciente se refiere a la emoción, es el que nos dice que vayamos a buscar el placer y el disfrute de la vida.

Hay muchos fenómenos psicológicos que tenemos que tener en cuenta, debemos conocerlos para que nos conozcamos mejor nosotros mismos, debemos conocer nuestra historia personal e ir reprogramando, reconfigurando la visión de nuestra vida.

Vigila y gestiona tus emociones

No puedes evitar sentir emociones. Ellas están allí porque tienen una función evolutiva, un sentido de supervivencia. Si nuestros antepasados no hubieran sentido miedo delante de una manada de leones, seguramente el humano estuviera extinto hace mucho.

La amígdala es la que tiene la responsabilidad de disparar las emociones, es como una respuesta automática en forma de agresión o huida que actúa ante una amenaza.

Por eso es difícil controlarla mediante la fuerza de voluntad, significa anular esta respuesta para la que te has programado genéticamente.

Es un tipo de respuesta emocional necesaria. Sin embargo en algunas personas no está regulada correctamente y puede suceder que:

- Se active en situaciones donde no hay amenazas, apareciendo la ansiedad.
- No tenga la capacidad para desactivarse con el paso del tiempo, llegando a la depresión, por algún motivo, el cerebro entra en modo supervivencia y se ancla allí.

Al estar en fase de lucha-huida, la amígdala toma el mando de tus actos, ahí es cuando empieza a complicarse tu vida porque ya no dominarás tus emociones.

Es por eso que te pido que actúes antes, acostúmbrate a detectar aquellas señales que te indican que vas en camino a no poder dominar tus emociones.

Esta es la única forma en la que podrás detener el proceso o retrasarlo, antes de que sea muy tarde. Cuando las emociones te dominan eres como una bestia acorralada, asustada y buscando huir a como dé lugar.

Ten en cuenta esto:

- Procura no pensar en lo que te preocupa.
- Relájate y respira hondo.
- Libera la tensión por otras vías.
- Presiónate para tener pensamientos positivos.
- Recuerda tus virtudes y éxitos.
- Distrae tu atención a un asunto concreto.
- Piensa en un futuro inmediato.
- Medita con frecuencia.
- Date permiso para preocuparte más tarde.
- Piensa en lo peor que podría pasarte.
- Escribe un diario con tus emociones.
- Toma un respiro y una bebida para recuperar el autocontrol.

Visualízate cumpliendo tu propósito

La visualización creativa consiste en usar tu propia imaginación para atraer lo que deseas a tu vida creando una realidad que no has vivido antes.

Ella pone a tu servicio tus propios pensamientos, opiniones e imaginación para poderte ofrecer buenos resultados. Aumenta su efectividad en todo lo que haces, diseña una imagen en detalle de lo que quieres para que eso pueda crearse y atrae a tu vida una serie de oportunidades, felicidad y prosperidad.

4
¿PARA QUÉ PUEDE USARSE LA LEY DE LA ATRACCIÓN?

La ley de atracción puedes aplicarla para una inmensa serie de beneficios en tu vida. Te los cuento:

Atraer salud

La ley de atracción tiene varios principios elementales para la vida y uno de ellos se centra en la salud.

Es un principio que puede ser de gran ayuda para todas las personas que se sienten perdidas o desanimadas sobre su propia salud, que sienten un vacío en su interior y que la vida es más de lo que están viendo a través de sus ojos.

Lo cierto es que la vida es más de lo que vemos, puede ser lo que queramos que sea.

El principio de la salud nos dice que el cuerpo tiende a la salud de manera natural. La salud es el estado natural del hombre y cada uno de nosotros contiene dentro de sí este principio.

Es por eso que cuando el hombre está en armonía y en equilibrio con el universo, todas las funciones voluntarias de su cuerpo se realizan perfectamente y tienen una excelente salud.

El secreto para tener una excelente salud es que se piense y actúe como si se estuviese totalmente sano. Sí una persona piensa de cierto modo y hace acciones necesarias para ello, se encontrará bien y con una salud de hierro.

¿Cómo ponerla en práctica?

Para que puedas familiarizarte con el principio de la salud tienes que poner en práctica los tres pasos fundamentales para ello, enfocándote solo en la salud:

Pedir:

- Pide al universo y aprópiate de la salud por medio de la fe.
- Piensa en que va a llegarte, sí o sí.

- Siente que llegará y confía ciegamente en que el universo te lo dará todo.

Creer:

- Conecta el pensamiento con la salud.
- Separa todas las relaciones mentales de enfermedad.
- Entra en relaciones mentales de salud.

Recibir:

- Ábrete a recibir salud, la mereces.
- Actúa como una persona totalmente sana.
- Imagina que caminas por la calle con el cuerpo recto, vigoroso, haciendo el trabajo diario con facilidad.
- Siente que eres enérgico, sin debilidades ni cansancios.

Atraer dinero

Nunca debes sentirte mal por amar el dinero, el dinero es espiritual, es la energía de la abundancia y puedes manifestar la cantidad de dinero que quieras en tu vida, eso sí, no lo hagas con codicia, sino con amor, pues entre más dinero tengas, más contribuirás a la riqueza de tu país y del mundo entero.

Sin dinero no hay prosperidad, no hay riqueza ni abundancia. Entonces a partir de ahora el dinero tiene que ser amigo tuyo.

Afirma: dinero, eres mi amigo, dilo una y otra vez hasta que te sientas cómodo con esta verdad y que transformes tu vida.

Es conveniente que tengas contacto material, así que debes tenerlo cerca, verlo, tocarlo y acariciarlo, vas a quererlo, vas a disfrutar su compañía.

Bendice el dinero que llega a tus manos porque es una forma de multiplicarlo, da gracias y dale bendiciones al universo, porque materializó ese dinero para ti.

Vigila los pensamientos cuando manejes dinero, ya que ellos están conectados con la fuente proveedora de todo el dinero y de toda la riqueza.

El dinero es visible y se conecta directamente a la fuente invisible, que es ilimitada pero que responde acorde a tus pensamientos.

Tienes en tu poder las llaves para abrir las puertas a toda la riqueza o a la falta de ella, tú verás cómo abrir esa puerta, dependerá de lo que imagines.

Para conectarnos con nuestro lado más espiritual

Estos son los pasos para que conectes con tu lado más espiritual:

Abre un espacio para la espiritualidad

Para que te puedas conectar con ella tienes que dedicarle tiempo. Una práctica insertada en la vida diaria da una cierta garantía de continuidad.

Confía en tu intuición

Es importante que lo hagas cuando decidas el camino que tomarás para ir a mejor.

La espiritualidad no es algo que tenga que ver con la razón, tenlo en cuenta, es algo que tienes dentro y que es una fuerza que debes dejar que te ayude a escoger el camino.

Anímate a probar nuevas tendencias

Se han popularizado recientemente propuestas que no se anclan a lo religioso y están más cercanas al hecho científico, como el mindfulness. Una excelente opción para alejarte de todo dogma y doctrina pero para conectar con lo espiritual.

Búscala en tu cuerpo

La manera más conocida es el yoga, que con posturas y respiración consigue que se pueda entrar en estados de consciencia que permiten una desconexión con lo espiritual.

Actividad artística

Poder dibujar o pintar son excelentes opciones. Puedes hacer mandalas, o cualquier otro tipo de pintura que ayude a conectar con tu esencia. El arte libera todo tu interior y trasciendes para conectar con algo más allá de tu ego.

Para atraer amor

Es una energía que está en la propia esencia de Dios y por la cual se ha creado cuanto existe en este universo.

Es la energía de Dios, esa que cuanto más se da más se tiene, se reproduce al instante luego de darse, hace bien, llena de alegría a quien la tiene y a quien la entrega.

Es una energía radiante que envuelve, se proyecta, se escapa, se filtra, es incontenible y consume sin destruir, construye, crea, crece. La energía de Dios es amor.

La frecuencia del amor es la más alta, es necesario que te vacíes de todo pensamiento o sentimiento negativo que albergues en tu interior.

Los iguales se atraen, dice la Ley de Atracción, esto quiere decir que si quieres atraer el amor ideal, tienes que vibrar con esa frecuencia.

Para poder vibrar en la misma sintonía del amor tienes que vaciarte de todos los sentimientos contrarios a él.

Debes sacar cualquier rencor que tengas, resentimientos, y emociones de bajas vibras y sustituirlo por el perdón para ti y para los demás, ese es el primer paso para librarte del pasado, de lo que no permite que vibres en la misma frecuencia del amor.

Retira los pensamientos negativos sobre ti mismo, lo que dices no merecer o lo que te da miedo.

Hay que eliminar la vergüenza, los mensajes tóxicos.

Algo que es muy importante y que tienes que mejorar para atraer mejores cosas y para que te sientas mejor contigo mismo: la autoestima, ese valor que tienes de ti mismo y que es fundamental, ya que no puedes buscar el amor ideal, si verdaderamente no te tienes en alta estima.

Tienes que ponerle valor a tus cualidades y aceptarte tal cual eres, pensando en que mereces tener lo mejor.

Debes fortalecer tu propia autoestima y el carácter para ser capaz de hacer lo que quieras y evitar manipulaciones.

Te mereces lo mejor de este mundo, el amor verdadero, la pareja ideal.

Cuando te ves con ojos humanos, ves las cosas imperfectas, lo que consideras negativo, pero si miras con los ojos del alma, verás la perfección de Dios en ti.

Afirma:

- Merezco lo bueno y maravilloso que tiene la vida para mí, acepto los regalos celestiales con humildad y estoy abierto a recibir lo mejor cada día.
- Me amo y soy feliz con lo que me brinda el universo, llevo una vida plena, me amo y amo la vida.
- Cada día lo comienzo en positivo, decido conscientemente empezarlo así, genero vibraciones positivas que traen lo mejor

para mí.
- Doy gracias por todo lo que tengo, desde lo más pequeño hasta las grandes cosas y todo lo que va a venir para mi vida.
- Tengo buen humor, cada mañana me miro al espejo, sonrío, hablo y valoro lo que se ve en el reflejo.
- Siento el perfume de las flores, el canto de las aves, amo la naturaleza, celebro la vida, la creación y el amor.
- Dedico tiempo a entrar en mi interior para mirarme e imaginar la persona ideal para mí.
- Experimento con alegría y emito las vibraciones de amor mientras atraigo lo mejor para mi vida.
- Defino mi tipo de amor, veo lo que no quiero volver a vivir y me enfoco en lo que viene nuevo.
- Me perdono, no juzgo, me doy oportunidades sin importar si tropiezo.
- Empiezo de nuevo y disfruto lo que la vida tiene para mí.
- Todo lo que he vivido, bueno o malo, tiene un sentido y me deja un aprendizaje.
- Capitalizo en positivo.
- Cada día afirmo en positivo y atraigo el

amor con fe, convicción, gratitud, alegría y conciencia de que lo merezco.
- Tengo certeza y convicción, me vacío de lo malo para recibir lo nuevo.

Dichas todas estas afirmaciones tan hermosas, te has desprendido del pasado y te abres para lo nuevo, para el futuro, para lo que quieres en tu vida y para ser feliz.

Debes aprender a construir la imagen de que estás listo para la pareja ideal, para el amor perfecto, para el complemento ideal.

Atraer beneficios a diario

El pensar en positivo siempre va a traerte beneficios positivos y te llenará de felicidad y paz.

La manera para tener todos los días eventos positivos es que siempre te mantengas en la misma vibración.

Estamos juntos en un sendero, te seguiré dando estrategias para que mejores tu Ley de Atracción y llegue la plenitud total a ti.

5

PASOS PARA APLICAR LA LEY DE LA ATRACCIÓN

ejar de pedir lo que no quieres (Brinda tu atención a lo que realmente quieres)

El primer paso es que entrenes tu mente para que elijas los pensamientos que deseas cultivar a diario.

Esta es la forma para que seas tú quien decida qué pensar, así, cuando haya un pensamiento negativo o uno que te deprima, simplemente lo borras. Recuerda que las emociones que experimentas son el resultado de imágenes mentales y pensamientos que estás generando, así que debes usarlos para que tu enfoque mental vaya en la dirección que le corresponde.

Cada que experimentes emociones que no te gustan,

como rencor o ira, envidia, desilusión, pregúntate: ¿dónde está mi atención en este momento?

De esta manera vas a descubrir que está centrada en algo que no quieres que suceda o en la falta de algo que deseas. Cambia ese enfoque de inmediato, comienza con lo que realmente quieres.

Imagina que lo consigues y observa la manera en la que cambia tu estado emocional.

Cambia tu forma de pensar y sentir

A lo mejor te preguntas: ¿Cómo cambio mi pensamiento? La respuesta es simple:

Solo tienes que identificar los pensamientos que generan dolor y los sustituyes por pensamientos que generen alegría y paz.

No hay secretos ni magia, es hacerlo y ya está. Tienes que trabajar con perseverancia porque nada sucede sin que tomes acciones.

Nuestra mente es un músculo, necesita entrenarse, cuando se ha entrenado por muchos años para pensar de manera negativa se tiene que desaprender y empezar de nuevo un entrenamiento para reprogramarla.

Por el cerebro pasan más de sesenta mil pensamientos al día, de los cuales más del 80% son negativos, claro, en personas que no han trabajado el flujo de los pensamientos.

Tienes que estar atento a las emociones para empezar a reducir ese alarmante porcentaje y aumentar lo positivo.

La intención es que si quieres transformar tus experiencias o alguna parte de tu vida, tienes que intentarlo y lograrlo, esto es algo que funciona realmente.

Cree en ti

Tener confianza en sí mismo es vital, piensa en las cosas que has dejado de hacer por no confiar en que eres capaz, por lo menos de intentarlo.

Seguramente has perdido muchas oportunidades, has dejado de recorrer muchos caminos, porque tienes dudas, miedos, complejos, y eso te hace sufrir en vez de disfrutar.

Debes creer en ti mismo. Los demás pueden valorarte, pero si no lo haces tú, estás mal. No sirve de nada que te digan cuánto vales si no te lo crees primero, para ello tienes que reflexionar sobre ti y descubrirte.

Seguro tienes un tesoro dentro.

Sé consciente de que la confianza en uno mismo se aprende. Si no eres consciente de esto, no lo vas a conseguir, es como aprender un idioma, ¿estudiarías mandarín si no tienes la confianza de que puedes aprenderlo?

Cuando empiezas a aprender algo es porque confías en que puedes hacerlo, si no tienes confianza no vas a lograr nada, si crees en ti a lo mejor tampoco, pero no pierdes la oportunidad por no intentarlo.

Todos tenemos una voz interior que nos recuerda con inquina las limitaciones, los miedos y todas esas críticas que tenemos desde la infancia y adolescencia.

Tienes que enfrentar a ese autocrítico interior y controlar lo que dice.

Es la mejor manera para que puedas descubrir tu verdadero potencial, es uno de los motivos por el que muchas personas no creen en sí mismas, no han podido explorar sus inquietudes y desarrollar sus pasiones o lo han hecho sin contar con aprobaciones de otros.

Deshazte de esas limitaciones y explora tus talentos, descubre tu verdadero poder.

Cuando creas una visión poderosa de ti mismo, confías en ti y en las capacidades que tienes, es la confianza verdadera para poder tener una visión propia y positiva que te empodere.

Siéntate, serénate, cierra los ojos y siente ese poder interior, el fuego que te llena de energía y te permite alcanzar las metas.

Activa el poder de la acción

La energía que manejas en tu mente es increíble. Es importante que entiendas que el poder radica en tu mente y que es el medio más poderoso para utilizar y lograr de manera exitosa las metas y objetivos.

Los pensamientos generan un impacto en las decisiones que tomas con respecto a lo que quieres lograr o conseguir.

Si piensas que no vas a poder hacer algo o que no vales lo suficiente o que lo que deseas no es posible de alcanzar, entonces no lo vas a lograr.

Si visualizas lo que quieres conseguir, estás usando un recurso clave para impulsarte y lograr con éxito eso que deseas tener. Claro, primero es clave que conozcas el equilibrio necesario en estos factores elementales:

- Lo que pienso.
- Lo que digo.
- Lo que hago.

Para poder lograr lo que te propones es importante que la mente y los pensamientos estén en línea con los deseos, las acciones y la palabra.

Es así que conseguirás de manera significativa y exitosa la coherencia interna que los objetivos requieren para disfrutar de una vida exitosa, equilibrada y feliz.

Manifiesta el amor

El amor se te puede presentar de muchas formas, estas son algunas:

Amor autopersonal

El amor propio o la autoestima, esto es positivo para el desarrollo personal y para las buenas relaciones interpersonales. Se basa en aceptar las virtudes y defectos propios.

Amor incondicional

Es el que se da sin esperar nada a cambio, es espiritual, predicado en muchas religiones.

Amor filial

Esta es una manifestación que se da entre hijos y padres, entre dependientes y ancestros.

Amor fraternal

Es el afecto entre hermanos, aunque se puede entender que está entre otros parientes, menos los padres y descendientes.

Nace de un sentimiento profundo de gratitud y reconocimiento a la familia, se manifiesta por emociones que apuntan a la convivencia, la colaboración y la identificación de cada sujeto entre una estructura de parentesco.

Amistad

Es un amor muy cercano al amor fraternal. Nace de la necesidad de los seres humanos por socializar.

Amor romántico

Nace de la expectativa de que un ser humano lo colme a uno de satisfacción y felicidad existencial.

Amor confluente

Es el amor entre personas capaces de establecer relaciones de pareja, definido a mediados del siglo XX, aparece por oposición al amor romántico.

Amor sexual

Incluye al amor romántico y el amor confluente, el deseo sexual es una manifestación de amor únicamente si nace de la autoestima.

6

CONSEJOS PRÁCTICOS PARA APROVECHAR AL MÁXIMO LA LEY DE LA ATRACCIÓN

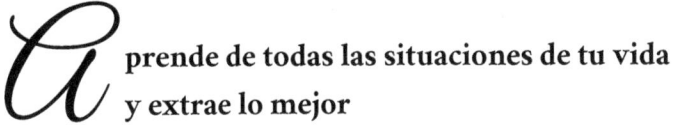prende de todas las situaciones de tu vida y extrae lo mejor

Muchas veces tomamos nuestra vida demasiado en serio. Tenemos unas cadenas que nos atan a cosas que no son tan importantes como las vemos en un principio.

Por ejemplo: una persona tiene un roce en el trabajo con un compañero y eso le arruina el resto del día o llega a desayunar en la panadería y la persona que está delante se ha llevado el último pastel de carne que quería comerse.

Todo esto y más, desata un mal humor que se prolonga hasta la noche y arruina todo el día, porque de seguro en ese día donde hay mal humor, pelea con la pareja, con algún amigo, con compañeros de trabajo y consigo mismo. Lo peor: generó malas energías.

Recuerda que las cosas son como son, solo tenemos control sobre nuestras reacciones, no podemos dejar que las otras personas controlen lo que sentimos.

Debemos tomar las riendas de nuestra vida y decidir conscientemente cómo reaccionar, después de todo recuerda que cómo te traten los demás es su problema, pero cómo reaccionas es el tuyo.

Ten en cuenta esto:

No te tomes como personal todas las cosas

No se trata de una afrenta personal. El universo no tiene un plan macabro para afectar tu entorno. Cuando llueve no sucede para que te amargues, el compañero de trabajo no planea amargarte la vida, a lo mejor es así con todo el mundo.

Cuando entiendas que no se trata de ti, verás que todo es más fácil porque puedes asumir una distancia emocional de la situación y controlar mejor tus reacciones.

Piensa en el tamaño del universo

Solemos creer que somos el centro del mundo, pero cuando analizamos con perspectiva nos damos cuenta de que somos simplemente una mota en la escala espacio-tiempo.

No pretendo menospreciarte, jamás haría eso. Solo quiero que comprendas la perspectiva total. Cuando sientas que tus problemas y obstáculos no se solucionan porque son inmensos, considera que hay caminos infinitos para solucionarlos. Siempre hay una solución.

Sal de ese ciclo de negatividad

Cuando estamos tan atrapados en nuestra propia negatividad, cuando pensamos que tenemos un mal día o que tenemos que lidiar con alguien que es insufrible, a veces solo necesitamos de un estímulo pequeño para volver a la realidad.

La próxima vez que sientas angustia, agobio o estrés, simplemente coloca una canción que te guste y cántala a todo pulmón. Si la bailas será mucho mejor, así rompes con ese ciclo por arte de magia y cambias esa negatividad por una positividad.

Obtendrás eso en lo que te centras

Todos hemos pasado por situaciones donde nos enfadamos y perdemos el control.

Entre más te centres, más crecerá, por tanto tienes que focalizarte en lo positivo, para que no veas los defectos y las preocupaciones que no llevan a ningún lugar.

Cambia ese prisma y ve todo con mejores ojos. Es por tu bien.

Respira profundamente

No hay que engañarse, hay situaciones que hacen perder los estribos, incluso a un monje budista se le puede sacar de sus casillas.

En estos casos tienes que respirar, cuando te enfadas, te irritas o estresas. Hay una serie de cambios que suceden, solo tienes que respirar y aceptar la situación y actuar en consecuencia en posibles soluciones, antes que irritarte por lo que no pueda ser.

Responde de manera diferente

En el día a día es posible conseguirse a personas amargadas en el camino, son personas que solo necesitan un poco de amor. Es por eso que aunque la primera reacción sea ponerse en su misma onda y decirle sus cosas porque a lo mejor nos ofendió, lo mejor es cambiar esa actitud y responderles con una sonrisa.

Muchas veces responder de la manera inesperada cambia totalmente la situación y la persona cambia la actitud.

Enfrenta al mundo con sentido del humor

La risa es el mejor antídoto contra todas las emociones negativas, es más, solo se puede decir que se han superado los miedos cuando miramos atrás y nos reímos de ese temor tan grande que sentimos en algún momento.

Recuerda que la mente tiende a exagerar los problemas y a menudo es un tanto catastrófica.

Acepta que ves el mundo como eres y no como es

Tu percepción está mediatizada. No puedes aspirar a objetivos al 100% porque las experiencias del pasado están conferidas a las situaciones que viviste.

Es más, la mayoría de las veces no reaccionamos ante las situaciones en sí mismas, sino ante la frustración y la decepción que sentimos porque las expectativas no se vieron cumplidas. Tienes que ser consciente de que no percibes el mundo como es en realidad sino como quieres que sea.

Tu equilibrio emocional no es negociable

Cada pequeña discusión e incluso esos enfados repentinos que se pasan en seco, alteran tu salud y corazón, así que mucho cuidado con eso.

Un ritmo cardiaco agitado puede ser detonante de un infarto. Te pido que por favor adoptes este mantra "mi equilibrio emocional no es negociable". No pienses en ganancias y pérdidas, de derrotar o ser derrotado, lo más importante es que vivas tu paz interior al máximo, esto conlleva a que te preguntes las peleas que vale la pena luchar.

Permítete errar

No siempre vas a ser sonriente y tranquilo. El exceso de autocontrol puede llegar a causar desgaste. Mi consejo entonces es que no te conviertas en tu peor juez y date permiso para equivocarte de vez en cuando.

Si fallaste no te recrimines por eso, en vez de

hacerlo, busca las causas y no olvides que el objetivo es buscar ser más feliz.

No seas un vigilante intenso de lo que te sucede. Disfruta de la belleza del mundo y controla tus reacciones. Sé feliz.

Dedica energía a visualizar y manifestar

Estos son los pasos básicos para que visualices tus deseos:

Decide tu objetivo

Decide eso que desearías tener, lo que quisieras trabajar o crear. Te puedes situar en un objetivo de cualquier área, por ejemplo, un empleo, una relación, una casa, cambiar la manera en la que actúas, tener prosperidad, un aumento de sueldo, ser feliz, tener más salud.

Lo que quieras.

Primero elige los objetivos que sean más fáciles para ti y que consideres que son la realización posible para tu futuro inmediato. De este modo no vas a tener demasiadas resistencias negativas y vas a poder potenciar la sensación de éxito en el proceso de aprendizaje y en la visualización creativa.

Cuando tengas más experiencia puedes ir planteándote objetivos que sean más difíciles y problemáticos.

Crea una imagen o idea clara

Ten una idea o imagen mental del objetivo o situación tal como lo deseas. Piensa en ello en presente como si ya estuviera hecho.

Imagina la situación como la deseas e incluye todos los detalles posibles.

Concéntrate a menudo en eso

Con frecuencia puedes evocar una idea o imagen mental, tanto en los momentos de tranquilidad como en los que surjan las ideas a lo largo del día. Así será parte integrante de tu vida, se te hará más real y la podrás proyectar de una manera más fructífera.

Concéntrate con claridad pero a la vez con serenidad

Es importante que no te sientas metido en un forcejeo muy violento para lograr lo que quieres. No dediques mucha energía a eso, porque en vez de ayudarte solo te perjudicará.

Transmite energía positiva

Cuando te concentres en tu objetivo piénsalo amistosamente y con positividad.

Con afirmaciones positivas de que ya lo tienes, lo conseguirás o que existe. Mírate a ti mismo en el momento en el que lo logras.

Mantente y repite todos los pasos para que consigas tu objetivo o para que sientas que no lo deseas.

Si no lo deseas, asegúrate de que es así, muchas veces pasa que cambias de objetivo porque hay un flujo de cambio constante y simplemente toca aceptarlo.

Independientemente, te tienes que plantear un nuevo objetivo, algo que desees en verdad en ese momento.

Fortalece tu mentalidad positiva

Fortalecer la mentalidad positiva es sencillo, solo tienes que seguir estos pasos:

Identifica tres cosas por las que deberías dar las gracias

Contar las cosas positivas tiene un buen impacto para tu salud psicológica, es muy positivo hacerlo y dejar de lado las cosas negativas o las que no tienen razón de ser en tu mente en ese momento.

Hay muchos estudios que demuestran que la gratitud incrementa la felicidad y reduce los cuadros de depresión. Puede ser que contemples un hermoso día, una comida deliciosa, una buena relación con tu familia, lo que sea que se quiera agradecer.

Hay estudios que demuestran que se puede cambiar el cerebro físicamente si se hace un hábito de agradecimiento, la idea puede ser llevar un diario, hazlo por las noches o en las mañanas, verás que tus pensamientos cambian totalmente.

Atención plena o mindfulness

Es difícil mantenerse fuerte cuando hay preocupaciones atenazándote. Si piensas que te van a pasar cosas malas, pues entonces así va a ser. La idea es que te concentres solo en una cosa y no dejes que lo malo te agobie.

El practicar la atención plena tiene una gran cantidad de beneficios tanto físicos como psicológicos entre los que se encuentran la reducción del estrés y el dialogo interno calmado y más comprensivo.

Aparta un poco de tu tiempo para que te concentres en lo que sucede a tu alrededor, observa con todos los sentidos lo que te circunda sin pensar en otra cosa más que lo que ves en ese momento. Presta total atención a cómo te sientes y si lo haces con regularidad aumentará la capacidad de enfoque y serás capaz de disfrutar los momentos.

Rodéate de personas positivas

Las personas positivas ayudan a cambiar la manera en la que ves la vida y te hacen creer en ti mismo, cuando te rodeas de ellos comienzas a abrazar tus mejores cualidades.

Ellos hacen tu vida feliz, cuando pasas tiempo con ellos, te sientes más alegre y llegan cosas buenas a tu vida y te alejas de eso que no vale la pena.

Las decisiones las podrás tomar mejor porque las personas positivas guían tu camino cuando estás en un dilema, ayudan a que tomes mejores decisiones y creas una vida llena de esperanza.

Esto ayuda a que ignores la negatividad, las personas que son positivas desechan cualquier situación negativa, te animan a mirar los aspectos positivos de tu vida y evitas todas las cosas malas que pueden rodearte.

Te motivas a seguir tus sueños, las personas que son positivas cuando te rodeas de ellas estás en camino a alcanzar esas grandes metas que tienes.

Siempre puedes tener buenos recuerdos, porque estas personas lo generan y así vives con más emoción cada experiencia. Aprendes a evadir lo negativo que puede alejarte de la felicidad.

Te alientan a alcanzar tus sueños y objetivos, las personas positivas inspiran a la hora de ir por la meta, siempre te apoyan y ayudan a que logres los objetivos.

Practica la gratitud

Sea cual sea la manera o la apariencia de las situaciones que estés pasando, considera que son maestras que llegaron llenas de amor a enseñarte algo por tu bien.

Son maestras guías que ayudarán a que identifiques las creencias limitantes que se basan en el miedo, las ves y así puedes librarte de ellas.

Gracias a estas enseñanzas aprenderás a confiar más y apoyarte en la fiabilidad y el amor supremo.

Cuanto más aprendas más puertas vas a abrir para la armonía y la abundancia.

Aunque tengas una lista de necesidades y deseos te tienes que preguntar de qué dispones y dar gracias por eso. Busca los elementos de tu vida que merezcan ser agradecidos, algunos puede que te parezcan insignificantes, pero no lo son. Agradece.

Pronto darás las gracias de manera automática y te sentirás lleno de dicha y optimismo. Puedes hacer una lista de los agradecimientos y ver cómo va creciendo.

La gratitud es una de las más altas vibraciones que se pueden emitir, ponte en positivo y siente la gratitud, expresa y escribe a Dios el agradecimiento por tan bellos regalos que recibes cada día.

Repite afirmaciones potenciadoras a diario

Las afirmaciones son una herramienta poderosa que si la sabes utilizar y lo haces con disciplina puedes desarrollar y atraer lo mejor a tu vida.

Puedes hacer afirmaciones pequeñas, oraciones positivas que te ayuden a reemplazar los pensamientos negativos que tienes constantemente en tu mente y que se dan sin que te percates.

Cuando das pequeñas afirmaciones estas se mantienen en tu mente y poco a poco se graban en tu subconsciente y harás lo que consideres correcto.

De esta manera puedes visualizar qué es lo que deseas, y pronto se va a materializar. En un tiempo podrás hacer cambios positivos en todos los aspectos de tu vida e irás a manifestar tus objetivos y deseos.

HERRAMIENTAS PARA APLICAR LA LEY DE LA ATRACCIÓN

Visión Board

Este es en esencia un tablero formado por una colección de imágenes y frases que tienen un gran sentido y significado para ti.

Está diseñado para que evoque el tipo de persona que quieres ser, es un collage en papel o una versión digital de ese tú pero en el futuro.

Es una idea potente, cuando imaginas tus metas logradas y las ves como objetivos cumplidos, haces que el subconsciente se mantenga activo para hacerlo realidad.

Es ideal que implementes proyectos en cada ciclo que comiences.

Es una especie de storytelling visual, que cuenta una historia con ingredientes emocionales y racionales que le darán sentido a eso que aspiras.

Es una historia con elementos que detonan ideas sobre el perfil que quieres ser.

¿Quieres aprender algo nuevo? ¿Empezarás a estudiar? ¿Cómo te ves en 5 años?

Con este tablero creas un proyecto personal de manera atractiva y a la vista, así siempre que lo veas te recuerdas lo que tienes en proceso para el futuro.

No es que metas un montón de imágenes sin sentido, debe tener un hilo conductor y factores emocionales que sean guías en el camino a la meta.

Lo puedes hacer de dos formas:

- El muro clásico en madera o corcho, cartón o como sea, incluso en la pared.
- Un tablero digital.

Mapa de ruta

El mapa de ruta es un plan de acción que vas a seguir y muestra una secuencia en detalle de los pasos, como un cronograma de tareas por lograr.

Un ejemplo, cuando un emprendedor decide montar un negocio, puede hacer un mapa de ruta.

Este es un mapa de actuación para lograr un proyecto, es una hoja importante para lograr llegar al primer lugar, pero antes de hacerlo tienes que saber a dónde te diriges.

Un diario

Hay muchas técnicas para conseguir que la ley de atracción se manifieste en nuestro favor. Una de las mejores y la que más me gusta es la palabra escrita.

Puedes llevar un diario detallado sobre lo que quieres para tu vida anhelada, que sea literalmente vivida mientras escribes en ella.

Yo tengo un diario de mi vida deseada, todos los días escribo, allí coloco una vida donde tengo todo lo que deseo y el universo en consecuencia no duda en seguir estas indicaciones que le doy.

Toma en cuenta estos consejos antes de escribir:

Sé detallista y concreto

Si quieres tener la casa perfecta, puedes escribir algo así:

Cada mañana le doy gracias al Supremo por despertar en

esta hermosa casa con estos ventanales de piso a techo desde donde puedo ver el mar llegar a la orilla con sus olas suaves y contemplo cómo el mar se une con el cielo en el horizonte.

Salgo al ventanal de mi terraza y bebo un café y desde aquí contemplo mi casa, al fondo veo mi habitación y la cama grande con las sábanas azules. Los pájaros trinan en el cielo. Ahora como unas tostadas con margarina y mermelada, el pan cruje en mi boca y la mermelada me endulza la vida. Este es un día maravilloso.

El diario es una bendición no una obligación

No escribas obligado, hazlo porque deseas hacerlo, no pienses que por escribir más, entonces atraerás más sueños. Tienes que escribir desde el corazón.

Apoya los escritos en acciones

Si quieres una casa la puedes visitar, visita con un agente inmobiliario sus instalaciones, contempla las vistas, imagina cómo será vivir allí, así será más fácil disfrutar todo y decir "esta es mi casa".

CONCLUSIÓN

Si llegaste hasta aquí te lo agradezco muchísimo y ya de por sí formas parte de mi amor.

No olvides que la ley de atracción es tener la capacidad de atraer a nuestra vida aquello que enfocamos. Se piensa que independientemente de la edad, nacionalidad o creencias, todos somos susceptibles a las leyes que rigen el universo, incluida la Ley de Atracción.

Cada uno de tus pensamientos se convierte en cosas con el tiempo. No enfoques lo negativo porque eso es lo que atraerás. Piensa en positivo y busca las metas que quieres alcanzar, así lograrás una acción masiva.

El universo es un lugar maravilloso, la Ley de Atracción dicta que todo lo que se pueda imaginar y mantener en el ojo de la mente se podrá lograr si se toman las medidas para que estén.

Dicho esto, pon esa Ley de Atracción a trabajar para ti, si logras que sea en positivo entonces tienes algo que celebrar. Cuando logras comprenderlo entonces ya no es un secreto. Has aprendido cómo aplicarlo y el resto de tu vida será de manera efectiva vas a disfrutar de las bendiciones y la paz que llegará a tu vida.

Que todo lo supremo y maravilloso te bendiga.

www.ingramcontent.com/pod-product-compliance
Lightning Source LLC
LaVergne TN
LVHW021330080526
838202LV00003B/117